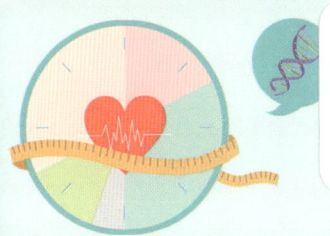

100세 시대
건강상식

류 영창 지음

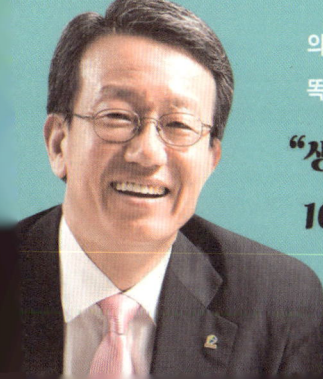

의사가 알려주지 않는
똑똑한 건강관리의 모든 것!

"생활습관만 바꿔도
100세 건강이 보인다!"

건설교통저널

_____ 께

心身의 健康을
祈願합니다.

                    드림
_____

<100세 시대 건강상식>을 발간하며

필자는 대학에서 토목공학을 전공한 공학박사로써 동아건설에 근무하다 기술고시에 합격하여 국토교통부에서 28년 근무하고 명예퇴직한 후 전문건설협회 상임부회장, 평택-시흥고속도로 사장, 평화엔지니어링 부회장을 역임하고 현재는 대한건설진흥회 사무총장으로 근무하고 있다.

필자는 불행히도 친가, 외가가 모두 뇌졸중이 발생한 집안에서 태어나 비관했었다. 15년 전 쯤 고혈압 증상이 나타나 병원에 갔는데, 혈압약 복용을 강요하는 의사의 행태에 반발하여 약을 먹지 않고 3년 만에 고혈압을 고쳤다. 현재도 고혈압, 당뇨, 고지혈증 등 질병을 가지고 있지 않다.

그 과정에서 수많은 책을 읽으면서 대증요법 위주의 서양의학은 병을 근본적으로 고칠 수 없다는 것을 깨달았다. 그 후 계속 연구하여 〈의사들에게 맞아 죽을 각오로 쓴 생활건강 사용설명서〉, 〈병원을 멀리하는 건강관리 에센스〉, 〈코로나 시대 극복을 위한 건강관리 에센스〉 등 건강책 3권 발간하면서 식품(Food), 운동(Exercise), 정신(Mind-control) 건강법으로 명명한 자연건강법에 대한 강연을 해 오고 있다. 또한, 맨발걷기 전도사 역할도 열정적으로 하고 있다.

이번에 발간한 〈100세 시대 건강상식〉은 2018년부터 2023년까지 6년 동안 '대한건설진흥회 회보'에 연재해 온 '100세 건강 Tip' 내용을 분야별로 엮은 책이다.

100세 시대를 맞이하여 대한민국 1,000만명 국민들이 좋은 생활습관과 건강 관련 식품, 질병에 따른 건강관리 그리고 맨발 걷기 운동 등을 통해 건강한 노년을 보내길 바란다.

2024년 1월

류영창

저자소개

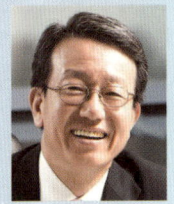

류영창 박사

저자 류영창 박사는 충남 서산에서 태어나 경복중·고교, 서울대 토목공학과를 수석으로 졸업했다. 기술고시 16회 토목직에 수석합격하고 대통령비서실 사회간접자본기획단 및 국가경쟁력기획단에서 근무하면서 우리나라 물 문제 해결에 중추적인 역할을 했다.

건교부 수자원개발과장, 수자원정책과장, 공보관, 기술안전국장, 서울지방항공청장, 한강홍수통제소장과 환경부 상하수도국장을 역임했다.

국토교통부에서 28년 근무하고, 명예퇴직한 후, 전문건설협회 상임부회장, 평택-시흥고속도로 사장, 평화엔지니어링 부회장을 역임하고 현재는 대한건설진흥회 사무총장으로 근무하고 있다.

많은 성인병이 물 부족 때문에 발생한다는 사실을 알고부터는 물 전도사로서의 역할을 자임하며 하루 2리터의 물을 마시기를 권유했다. 그 후, 범위를 확장하여 약에 의존하는 치료법의 문제점과 생활습관병, 자연치유 등 FEM(Food, Exercise, Mind-control) 자연건강법에 대한 강연을 해 오고 있다. 또한, 맨발걷기 전도사 역할도 열정적으로 하고 있다.

주요저서

- 물류정책 매뉴얼(3인 공저)
- 의사들에게 맞아 죽을 각오로 쓴 생활건강 사용설명서
- 병원을 멀리하는 건강관리 에센스
- 코로나 시대 극복을 위한 건강관리 에센스
- 100세 시대 건강상식

100세 시대 건강상식

목차

Chapter 1. 좋은 생활습관

1. 과잉진료와 약의 부작용 ·· 3
2. 면역력을 낮추는 습관 ··· 7
3. 좋은 생활습관을 위한 6가지 실천사항 ················· 8
4. 오늘 당장 바꿔야 할 것들 ···································· 11
5. 건강 10계명 ··· 12
6. 회춘(回春)을 위한 생활 요법 ······························ 13
7. 건강 관련 식사 ··· 14

Chapter 2. 질병에 따른 건강관리

1. 암(癌) ·· 31
   1) 암으로 일찍 죽지 않는 장수 지혜 ················· 31
   2) 암 예방·치유를 위한 생활요법 ····················· 32
   3) 암 유발 인자(因子) ·· 33

2. 뇌 건강 · 노화 ··· 34

1) 치매 ··· 34
  (1) 치매 예방법 "진인사대천명" ··············· 34
  (2) 치매를 멀리하는 32가지 습관 ············· 35
  (3) 뇌 노화(老化) 체크 포인트 ··················· 37
  (4) 치매를 예방하는 20가지 행동 ············· 38

2) 불면증·우울증 ································· 40
  (1) 불면증 극복을 위한 생활습관 ············· 40
  (2) 열대야(熱帶夜) 속 숙면 요령 ··············· 41
  (3) 코로나 우울증 극복 ····························· 42

3) 노화 ··· 43
  (1) 최선의 나이 듦을 위한 웰니스(wellness) 방법 ······ 43
  (2) 노화속도 늦추는 식사법 ····················· 45
  (3) 80세 이상 노인에 적합한 건강관리법 ··· 46
  (4) 노쇠(老衰)예방 7대 수칙 ······················ 48
  (5) 뇌의 젊음을 유지하는 8가지 습관 ······· 50
  (6) 뇌의 노화 현상과 대처법 ···················· 51
  (7) 남성 갱년기(更年期) 대처법 ················ 52

3. 뇌졸중·심혈관 질환 ······ 54
1) 사망원인 1위, 뇌졸중 예방 수칙 ······ 54
2) 고혈압을 완화시키는 생활습관 ······ 55
3) 남편을 빨리 죽게 하는 10가지 방법 ······ 56
4) 심장건강법 ······ 57

4. 소화기·내분비계 ······ 58
1) 당뇨 ······ 58
　(1) 당뇨병 방지를 위해 피해야 할 식품 ······ 58
　(2) 약 먹지않고 혈당(血糖) 낮추는 방법 ······ 59
2) 간(肝) ······ 60
　(1) 간에 좋은 식품 ······ 60
　(2) 간의 노화 현상과 대처법 ······ 61
3) 위(胃) ······ 63
　(1) 위 건강을 해치는 식·생활습관 교정 ······ 63
　(2) 식도·위·십이지장의 노화 현상과 대처법 ······ 64
4) 장(腸) ······ 65
　(1) 대장·항문의 노화 현상와 대처법 ······ 65
　(2) 췌장(膵臟)의 노화 현상과 대처법 ······ 67

5. 호흡기 ·· 68
1) 폐에 좋은 식품 ··· 68
2) 폐의 노화 현상과 대처법 ······························ 69
3) 면역력 강화법 ··· 70

6. 근골격계 · 낙상사고 ······································ 71
1) 넘어지면 큰 일! ··· 71
2) 햇빛 못 받으면 나타나는 병 ·························· 73
3) 뼈에 좋은 식품 ·· 74
4) 척추(脊椎)의 노화 현상과 대처법 ···················· 75
5) 노화에 따른 근감소증(筋減少症)과 대처법 ········· 76

7. 안과 · 이비인후과 · 피부 ································ 77
1) 눈에 좋은/나쁜 식품 ···································· 77
2) 눈의 노화 현상 및 대처법 ····························· 79
3) 귀의 노화 현상와 대처법 ······························ 80
4) 목·성대(聲帶)의 노화 현상과 대처법 ················ 81
5) 코와 구강(口腔)의 노화 현상과 대처법 ············· 83
6) 피부(皮膚)의 노화 현상과 대처법 ···················· 84

8. 전립선 · 성기 · 비뇨기 ·· 85
  1) 전립선과 생활 ·· 85
  2) 방광·요도(尿道)의 노화 현상와 대처법 ···················· 87
  3) 과민성 방광, 요실금(尿失禁) 등 배뇨장애 예방 수칙 ··· 88

Chapter 3. 건강관리 방법

1. 걷기 운동의 10가지 효과 ······································ 91
2. 노년을 위한 건강습관 10가지 ································ 92
3. 맨발 걷기가 왜 좋은가? ······································· 93

100세 시대 건강상식

좋은 생활습관

Chapter 1

- 과잉진료와 약의 부작용
- 면역력을 낮추는 습관
- 6가지 실천사항
- 오늘 당장 바꿔야 할 것들
- 건강 10계명
- 회춘(回春)을 위한 생활 요법
- 건강 관련 식품

과잉진료와 약의 부작용

01 과잉 처방되는 약에 관한 정보와 부작용

1. **불면증 및 불안장애 약**
   - 대표적인 약(미국) : 자낙스 등
   - 효능 : 약이 잘 듣는 경우에도 효과는 보통, 총 수면시간은 20~30분 늘려준다.
   - 부작용 : 치매와 기억 손상, 변덕스러운 행동, 혼란, 몽유병, 기면병

2. **위산(胃酸)역류(逆流) 약**
   - 대표적인 제품 : 넥시움, 잔탁. 타가멧 등
   - 효능 : 증상 완화에는 효과적이지만, 근본원인 제거 불가
   - 부작용 : 장기 복용하면, 장내 세균의 균형이 깨지고, 폐질환 발생 위험 있고, 마그네슘, 칼슘, 비타민B_{12}와 같은 영양소 흡수가 원활치 않아 비타민 결핍되고, 골절 위험 높아지고, 신장과 간에 문제 발생

3. 항염증(抗炎症)약
 - 대표 제품 : 애드빌, 셀레브렉스 등
 - 효능 : 심한 염증완화에는 효과적이지만, 너무 오랫동안, 자주 복용한다.
 - 부작용 : 장기 복용하면 심장발작 위험. 위궤양, 장내 세균 불균형 초래, 신장, 간애 문제 발생 우려. 빈혈, 발진, 알레르기 반응

4. 항우울(抗憂鬱)제
 - 대표 제품 : 프로작, 팍실 등
 - 효능 : 경미한 우울증에는 플라세보 효과 이상의 변화가 없다는 연구결과도 있음. 운동의 효과가 훨씬 크다.
 - 부작용 : 금단 증상

5. 항생제(抗生劑)
 - 각종 마이신
 - 효능 : 생명을 구할 수 있는 약이지만 남용되는 경우가 많다.
 - 부작용 : 장(腸)속의 필수 미생물을 포함한 여러 종류의 좋은 박테리아를 죽인다.

Reference ●●●   "50이후, 건강을 결정하는 7가지 습관"
프랭크 리프먼 지음, 더 퀘스트 刊 pp.222-227

02 고지혈증약의 문제점

콜레스테롤의 역할

- 뇌의 성분
- 세포막의 원료
- 호르몬 생성

※ 인체의 중요 물질이므로, 채소만 먹어도 간(肝)에서 콜레스테롤이 만들어 짐

콜레스테롤을 높이는 중요한 요인

- 스트레스
- 과도한 동물성 지방 섭취 등

치료제의 문제

"리피토르"는 전세계에서 가장 많이 팔린 약인데, 다른 브랜드명의 콜레스테롤 약도 모두 스타틴 계열의 약물이며, 유사한 부작용을 가짐

선진국의 경향

콜레스테롤약이 "뇌졸중이나 심장마비를 감소시킨다는 유의미한 임상 결과가 없다."고 발표되었음에도, 많은 의사들은 고지혈증약을 기계적으로 처방

약의 부작용

천천히 진행되기 때문에, 단기간의 복용은 큰 문제가 나타나지 않지만, 장기간 복용하면 부작용 발현
　　1) 원인모를 통증
　　2) 간기능 약화
　　3) 무기력증·우울증
　　4) 성(性)능력 약화
　　5) 부정맥
등이 발생되므로, 자연 요법으로 대처하는 것이 좋다.

면역력을 낮추는 습관

1. 냉기(冷氣)
- 체온조절중추가 잘 작동되지 않아, 에너지 소모가 크고, 면역력 약화
- 아랫 배가 차면, 소화 및 혈관계에 악영향

2. 스트레스
- 스트레스 호르몬 분비로 양쪽 가슴 중앙의 전중혈의 통증
- 밤에 잠을 잘 자지 못하고, 소화불량, 만성 두통, 신경계 질환 발생
- 대상포진 등 각종 병 발생

3. 수면 부족
- 잠이 보약(補藥) … 인생의 1/3 할애 필요, 잠을 잘 자야 (7~9시간), 성장호르몬과 암세포를 죽이는 사이토카인 분비 가능
- 바이러스 등 병원균을 공격하는 T-세포의 기능 약화
- 뇌의 청소기능 약화로 치매 유발 위험

4. 햇빛 피하기
- 국민의 80~90%가 햇빛 부족 상태
- 우울증 예방, 꿀잠자게 하는 멜라토닌, 비타민 D 생성 저해

Reference ●●●   김소형TV (밴드)

좋은 생활습관을 위한 6가지 실천사항

1. 좋은 식사
2. 물
3. 규칙적인 배변
4. 적당한 운동
5. 바른 호흡
6. 적당한 수면과 휴식

※ 신야 히로미 제시 : 세계 최초로 대장내시경을 사용한 폴립 제거수술 성공한 일본계 미국인 의사

01 '좋은 식사'를 위한 실천 사항

① **효소**가 풍부한 익히지 않은 식품(채소나 과일)을 매일 섭취
② 도정하지 않은 곡류(**현미**나 **잡곡밥**)를 주식으로
③ 된장, 절임식품과 같은 양질의 발효 식품을 매일 섭취
④ 채소, 과일은 **유기 농산물**로 섭취
⑤ 미역, 다시마, 김 등의 **해조류**를 매일 섭취

⑥ 첨가물이 많은 가공식품이나 인스턴트 식품 등 자제
⑦ 백설탕이나 유지류를 사용한 식품 자제
⑧ 동물성 식품의 섭취를 전체 섭취량의 15% 이내로 제한
⑨ 식사시 **꼭꼭 씹어** 천천히 먹고, 간식이나 야식(夜食) 자제
⑩ 과음 금지

02 '물'을 잘 마시기 위한 실천 사항

① **아침**에 마시는 물은 보약(補藥)
② 틈틈이 마시되, 하루에 1.5 ~ 2ℓ 섭취
③ 물 이외의 수분(커피, 탄산음료 등) 자제
④ 잠자기 전에는 물을 많이 마시지 않는다.
⑤ 상온(常溫)의 물을 마신다.

03 '바른 배설'을 하기 위한 실천 사항

① 과도한 동물성 식품 자제, 식이섬유가 풍부한 음식 섭취
② 매일 **규칙적인** 식사
③ 과도한 **스트레스**나 고민을 갖지 않는다.
④ 변비가 생겨도 설사약이나 약제를 사용한 관장 자제

04 '적당한 운동'을 하기 위한 실천 사항

① 아침 및 목욕 후, **스트레칭이나 맨손 체조**
② 자주 걸어 다니도록 애쓴다.
③ 햇빛 받으며, 스포츠 활동이나 취미생활

05 '바른 호흡'을 하기 위한 실천 사항

① 천천히 심호흡
 - 기상시, 일하는 틈틈이, 잠자기 전
② 아랫배(단전)을 사용하는 **복식호흡**
③ 입이 아니라 코로 호흡

06 '적당한 수면과 휴식'을 위한 실천 사항

① 충분한 수면, 낮에 잠시 눈을 붙이는 습관
② 휴식시간이나 휴일에는 일을 쉰다.
③ 밤 늦은 식사, 배가 부른 상태에서의 취침 금지
④ 커피, 콜라, 초콜릿 같은 카페인이 많은 식품 자제
⑤ 낮에 햇볕을 쪼여, 밤의 **멜라토닌** 생성 촉진

오늘 당장 바꿔야 할 것들

- **소식(小食)은 기본중의 기본**
- 칼로리 섭취량을 30% 줄인 사람들이 더 오래 살고, 노년에 질병에 걸리지 않는다는 연구 결과
- **저녁부터 아침까지, 12시간 이상 단식**
- 자가 포식(自家 捕食)으로 해독(解毒) 효과
- **장(腸)과 면역력은 하나다.**
- 장내 세균이 건강하지 못하면, 장누수(腸漏水) 발생하여 관절통, 피부 발진, 우울감, 뇌흐림(brain fog), 호르몬 문제 발생
- **설탕은 정말로 줄여야 한다.**
- 면역체계 약화시키고, 당뇨병, 심장질환, 치매 초래
- **더 많이, 더 잘 자기**
- 나쁜 수면은 멜라토닌 분비를 억제
- 뇌 안에 노폐물이 쌓여, 몽롱한 기분, 암 초래
- **날마다 많이 움직여라**
- 헬스 클럽 보다 활동적인 생활이 낫다
- **알코올과 독성물질을 주의하라**
- **물은 큰 컵으로 하루 4잔**
- 탄산수나 과일 주스 대신 물 섭취

- 가까운 사람들을 만들어라
- 나이 드는 것을 유머로 즐겨야

Reference ●●●　　　"50이후, 건강을 결정하는 7가지 습관"
프랭크 리프먼 지음, 더 퀘스트 刊 pp.24-61

건강 10계명

1. **소육다채**(小肉多菜) - 고기 적게, 야채 많이 먹기
2. **소당다과**(小糖多果) - 설탕 적게, 과일 많이 먹기
3. **소식다작**(小食多嚼) - 조금 먹고, 많이 씹기
4. **소염다초**(小鹽多醋) - 소금 적게, 식초 많이
5. **소의다욕**(小衣多浴) - 옷은 조금 입고, 목욕은 많이
6. **소번다면**(小煩多眠) - 번민 적게하고, 잠을 많이 자라
7. **소언다행**(小言多行) - 말은 적고, 행동은 많이
8. **소욕다시**(小慾多施) - 욕심은 적고, 많이 베풀라
9. **소노다소**(小怒多笑) - 화를 적게 내고, 많이 웃기
10. **소차다보**(小車多步) - 차 적게 타고, 많이 걷기

Reference ●●●　　　"닥터, 디톡스" 이영근·최준영 pp.204-208

회춘(回春)을 위한 생활 요법

- **손가락으로 머리카락을 자주 빗는다.**
- **눈을 자주 움직인다.**
- 눈을 감았다 뜨고는, 손을 비벼서 눈동자에 댄 후, 눈동자만 위, 아래, 좌우로 뱅글뱅글 돌린다.
- **혀를 입 안에서 굴린다.**
- 혀를 굴리면, 침이 나오는 데, 이것이 회춘 비타민
- **얼굴을 자주 두드리고, 만진다.**
- 얼굴에 신경이 많이 분포되어 있어, 자극을 주면 신경이 활성화
- **귀를 자주 만진다.**
- 귀바퀴가 부처님 귀처럼 늘어지면 장수한다. 귀를 자극하면, 신장, 비뇨생식기가 좋아 진다.
- **"곡도(항문)" 오므리기**
- 정력이 강해진다.

Reference •••

"닥터, 디톡스" 이영근·최준영 pp.204-208

건강 관련 식사

01 어떻게 먹는 것이 좋을까?

- **자연 상태에 최대한 가까운 음식을 먹어라**
- 변형이 가해진 식재료로 만든 음식, 제초제, 유전자 조작, 항생제 및 장기간 저장된 식품은 면역체계와 몸 전체에 문제 초래
- **음식만 문제가 아니다.**
- '기름'을 확인하라
- 카놀라유, 홍화씨유, 옥수수기름은 오메가6 함유량이 높아 몸에 해롭다.
- **육류와 치즈는 줄이고, 견과류와 콩은 더 많이**
- 동물성 단백질에는 세포증식유전자(mTOR)를 함유하므로 억제 필요
- **질 좋은 차(茶)가 면역력을 높여 준다.**
- 차는 유기농으로 구입하라.
- **과당을 조심하라.**
- 과일은 주스 형태로 마시지 말고 자연 그대로의 상태로 먹어라.

- **다시마와 해초류**
- 세계 장수마을 주민들은 다시마 등 해초를 많이 먹는다
- **염증유발식품이 노화를 앞당긴다.**
- 빵, 아이스크림, 감자튀김, 케이크, 옥수수 등

Reference ●●●　　　　　　　　　"50이후, 건강을 결정하는 7가지 습관"
프랭크 리프먼 지음, 더 퀘스트 刊 pp.98-131

02 병에 걸리지 않는 식사법

- **신석기인(新石器人)으로 돌아간다.**
- 면역력을 떨어뜨리는 부자연스러운 가공식품을 피해야
  · 캔커피와 청량음료와 같은 설탕을 녹인 음료
  · 케이크나 빵 같은 탄수화물 덩어리
- **위장의 7할만 채우면 장수한다.**
- 원숭이를 이용한 실험 성과, 기아 상태에서 장수유전자가 살아난다.
- **딱딱한 음식을 꼭꼭 씹어 먹는다.**
- 씹어서 먹음으로써, 뇌에서 다양한 지령이 내려져 위와 췌장 등 장기(臟器)가 채비

- **다수의 첨가물은 발암성이 증명되었다.**
- 며칠이고 썩지 않는 식품은 문제
  · 편의점에서 파는 잘게 자른 채소에는 살균제 '차아염소산' 사용
  · 파스타치오 같은 견과류에 사용하는 '오르토페닐페놀(OPP)'의 발암성
  · 햄이나 소시지 등 가공육에 많이 쓰이는 '아질산염'의 발암성
- **무농약 채소를 많이 먹는다.**
- 감자류 등의 뿌리채소는 탄수화물이 많으므로 피하고, 잎채소를 먹어야 한다.
- 자주 씻으면 비타민과 미네랄이 사라지므로, 흐르는 물에 담가 놓는다.

Reference ●●●

"식사가 잘못됐습니다." 마키타 젠지 지음, 더난출판 刊

03 한국인을 위한 건강 밥상

1. **하루 마늘 반쪽 섭취** - 암 예방
2. **보리** - 최고의 자연식 강장제, 말초신경 활동 증진
3. **콩** - 급격한 혈당 상승 억제
4. **부추** - 베타카로틴이 노화의 원인인 활성산소 해독
5. **주 2회 고등어 섭취** - 불포화지방산에 의한 혈액 청정, 심장병 예방
6. 김 - 비타민A에 의한 시력 보호
7. **하루 한 개의 호두** - 비타민 E 에 의한 노화 억제
8. **달걀** - 뇌의 영양소인 레시틴에 의한 기억력 증진, 치매 예방
9. **버섯** - 칼로리는 낮고, 포만감을 높이는 식이섬유에 의한 다이어트
10. **풋고추** - 비타민C에 의한 면역력 강화

Reference ●●●

"닥터, 디톡스" 이영근·최준영 pp.204-208

04 건강에 좋은 식품

1. **암** - 브로콜리, 현미, 콩, 토마토, 마늘, 포도, 오렌지, 녹차, 블루베리
2. **혈액** - 견과류, 등 푸른 생선, 김, 다시마, 메밀, 강낭콩, 고구마
3. **위장** - 감자, 매실, 양배추, 당근, 무, 찹쌀, 마늘
4. **정력 증강** - 굴, 더덕, 마늘, 부추, 보리
5. **간, 눈 건강** - 결명자, 김, 바지락, 콩나물, 간
6. **뇌** - 달걀, 바나나, 내장, 어패류, 로즈마리
7. **불면증** - 대추, 상추, 연근. 토란, 양파
8. **다이어트** - 곤약, 버섯, 해조류, 도토리
9. **호흡기** - 도라지, 미역, 생강, 영지, 비파차
10. **신경질환** - 가지, 들국화차

Reference •••

"닥터, 디톡스" 이영근·최준영 pp.204-208

05 궁합이 맞는 음식 8가지

- 조상의 지혜 ⇒ 음식 궁합
- 전통 음식 섭취 ⇒ fast food의 해악에서 벗어나기

1. 소주 + 오이
- 소주의 단점 : 체내의 칼륨 배출
- 오이의 장점 : 자극적인 알코올 냄새 제거 및 순화, 칼륨 보충

2. 쇠고기, 생선회 + 깻잎
- 쇠고기 : 단백질 풍부하지만, 칼슘과 비타민 A, C 부족
- 깻잎 : 비타민 A와 C 풍부, 콜레스테롤 접착 억제, 방부제 역할

3. 꽃게 + 미나리
- 꽃게 : 양질의 고단백 저지방 식품이지만, 산성 식품
- 미나리 : 무기질, 비타민 풍부한 알칼리성 식품으로써 혈액 정화

4. 돼지고기 + 새우젓
 - 돼지고기 : 영양이 풍부하지만, 지방질 과다
 - 새우젓 : 발효된 새우젓에 지방 분해 효소인 리파아제가
   대량 함유되어 기름진 돼지고기의 소화를 크게 도움

5. 쇠고기 + 배
 - 배의 까슬까슬한 석(石)세포의 **리그닌**과 섬유질이
   변통(便通)을 촉진하여 변비를 예방하고, 소화효소가
   고기의 소화를 돕는다.

6. 오징어, 문어, 전복 + 무
 - 오징어나 문어, 전복처럼 가열하면 육질이 질겨지는
   식품에 무를 넣고 끓이면 육질이 연해지고 무에도 맛
   성분이 스며들어 음식 맛이 훨씬 좋아진다.

7. 멸치 + 풋고추
 - 풋고추에는 멸치에 들어있는 **칼슘** 섭취를 돕는 철분이
   있고, 멸치에 들어 있는 지방 성분은 풋고추에 함유된
   베타카로틴의 흡수를 높여 준다. 또한, 풋고추에는

멸치에 들어있지 않은 **비타민 C**(감귤의 2배), 섬유소가 많아, 멸치에 부족한 영양소를 보충해 주고, 모세 혈관. 연골 조직을 튼튼하게 하는 생리 작용을 한다.

8. 김 : 기름으로 굽기
- 김에는 비타민과 미네랄이 많이 들어 있지만, 지방은 들어있지 않아 기름을 발라 구우면 맛이 더 좋아진다.

Reference

"닥터, 디톡스" 이영근·최준영 pp.204-208

06 약과 맞지 않는 식품

일반적인 주의 사항

- 불가피하게 약 복용 시, 식전, 식후 등 복용 시기 확인
- 커피나 우유, 주스로 약 복용 금지
- 약 복용 후, 30분 이내 누우면, 식도로 역류(逆流)할 위험

특정 식품과의 문제

1. 종합감기약 + 녹차 또는 커피
- 종합 감기약에는 졸음을 유발하는 항히스타민제가 들어 있어서 졸음을 막기 위해 카페인을 함께 배합하므로, 감기약을 커피, 녹차와 함께 섭취하면 카페인의 양이 많아져 불면증, 구토, 구역질, 부정맥 위험

2. 항생제 + 우유
- 일부 항생제는 우유와 함께 복용하면 우유의 칼슘과 화학반응을 일으켜 항생물질의 체내 흡수를 방해한다. 항생제를 복용할 때는 수분을 충분히 섭취해야

3. 천식약(데오필린) + 초콜릿
- 천식약 복용 직후 초콜릿을 먹으면 초콜릿 성분으로 인해 약효가 두 배로 작용한다. 발진, 가려움, 불면증, 두통, 현기증, 구토 등의 부작용 위험

4. 항생제용 시럽 + 과일 주스
- 맛이 쓴 항생제에 단맛, 과일 향을 첨가해 복용하기 쉽게 만든 시럽형 약품을 주스 등 음료와 함께 복용하면 시럽

속 성분들이 분해되거나 석출되어 약효가 떨어지거나
도리어 쓴 맛이 강해질 우려

5. 아스피린 + 영양 드링크
- 감기약에 들어 있는 아스피린은 알칼리성 용액에서 잘 녹는다. 영양 드링크에는 산성인 탄산이 들어있어, 함께 복용하면, 아스피린의 체내 흡수를 막아, 해열·진통 효과 저감

6. 감기약 + 술
- 감기약에 들어 있는 항히스타민제는 진정작용이 있음. 술과 함께 먹으면 중추신경억제작용 때문에 졸음을 증가시키므로, 운전이나 기계 조작을 하면 위험

7. 알코올 + 수면제
- 늦은 밤까지 술을 마신 뒤 수면으로 피로를 풀기 위해 수면제를 복용할 경우, 알코올이 수면제의 작용을 도와 진정작용이 강해지므로 의식을 잃거나 혼수상태에 빠지거나 심하면 사망 위험

8 우울증 치료제 + 티라민 함유 음식
- 우울증 치료제는 우리 몸에서 흥분을 일으키는 물질인

티라민의 분해를 방해함으로써, 티라민의 양을 증가시켜
혈압을 높이고, 때로는 심장을 심하게 뛰게 한다.
- 티라민이 많이 함유된 식품은 맥주, 치즈, 요구르트,
  청어, 소나 닭의 간, 소시지, 말린 생선, 건포도, 초콜릿,
  바나나, 효모 추출물, 간장, 두부, 소금이나 식초에 절인
  식품 등

9. 기침약 + 수면제
- 중추신경 억제제가 든 기침약을 복용한 직후, 수면제를
  복용하면 두 성분이 상승작용을 일으켜, 호흡곤란을
  일으키거나 혼수상태에 빠질 위험

10. 항혈전제(와파린) + 양파
- 항혈전제를 복용하는 사람이 식사 중에 양파를
  섭취하면 양파로 인해 항 혈액 응고 작용이
  비정상적으로 강해진다. 그 결과 뇌나 소화기관에서
  출혈이 일어나기 쉽고, 피가 멈추지 않는 위험한 상태
  초래 우려

11. 항불안제, 고지혈증약 + 자몽
- 정신질환 치료제인 항불안제나 혈액의 지방 성분을

줄여주는 고지혈증 치료제를 자몽과 같이 섭취하면, 자몽의 쓴맛 성분이 간의 해독작용을 방해해 약효가 증가하기 때문에 위험

12. 항응고제(와파린) + 비타민 K
- 항응고제는 혈액이 굳지 않게 해 주는 약이다. 비타민K는 혈액을 잘 응고시키는 성질이 있어, 항응고제와 정반대다. 따라서, 항응고제를 복용하는 사람은 양배추, 아스파라가스, 케일, 간, 녹차와 같은 비타민 K 가 많은 식품을 과도하게 섭취하지 말아야 한다.

13. 위장약(제산제) + 우유
- 위염이나 위궤양을 앓고 있는 환자가 가장 많이 복용하는 제산제를 복용한 후, 대량의 우유를 섭취하면 우유에 포함되어 있는 칼슘이 반응해 혈액중의 칼슘 수치를 급격히 증가시킨다. 이로 인해 구토, 식욕 부진, 변비 졸음과 같은 증세가 나타날 수 있다.

Reference
헬스조선 2011년 10월호 별책 부록 - [시판 일반약 가이드북] pp.21-25

카페인이 위험한 사람

1. **카페인에 유난히 민감한 사람**
2. **심장병 환자**는 과다 섭취 주의해야 - 혈압상승, 심박수 증가 우려
3. **뼈가 약하거나 칼슘섭취가 부족**한 사람 - 이뇨작용 때문에 칼슘 배설 증가
4. **위궤양 환자** - 카페인이 위산 분비 촉진
5. **불면증(不眠症)** 있는 사람 - 각성효과
6. **임산부** - 자궁으로 가는 혈류량 감소하여 저체중아 위험 (300㎎/일 이상)
7. **약 복용자** - 진통제, 감기약, 천식, 만성 기관지염약은 카페인 과다 섭취시 부작용 우려

Reference ●●●
 "나도 내 마음을 잘 몰라서" 천재하·최주애 지음, 곰 출판 刊 pp.150-153

100세 시대 건강상식

질병에 따른 건강관리

Chapter 2

- 암(癌)
- 뇌 건강·노화
- 뇌졸중·심혈관 질환
- 소화기·내분비계
- 호흡기
- 근골격계·낙상사고
- 안과·이비인후과·피부
- 전립선·성기·비뇨기

암(癌)

01 암으로 일찍 죽지 않는 장수 지혜

1. **아침 식사를 거르지 않고, 햇빛을 적당히 쬔다.**
   - 우리 몸은 천체(天體)와 조화하면서 존재하므로, 신체리듬을 만드는 것이 중요
2. **7시간 숙면을 취한다.**
   - 수면 중에 분비되는 호르몬인 '멜라토닌'이 전립선암 발병을 억제한다는 연구결과가 있으며, 일본에서 조사한 결과로는 수면시간이 6시간 이하인 사람은 7~8시간이 사람에 비해 사망률이 2.4배 높아진다는 보고도 있다.
3. **저영양(低營養), 편식(偏食)하지 않고, 근력(筋力)을 키운다.**
4. **염분 섭취를 줄이지 않는다.**
   - 소금 섭취량과 암·고혈압은 관계가 없다.
5. **혈압과 콜레스테롤은 약으로 해결되지 않는다.**
   - 일본에서의 연구결과, 혈압약을 복용한 그룹이 암에 걸리거나 뇌경색을 일으킨 경우가 많았다.
   - 콜레스테롤은 세포막의 원료이며, 암을 막는 방파제 역할

6. **열(熱)을 인위적으로 내리지 않는다.**
   - 발열, 기침, 콧물 등의 증상은 면역체계가 싸우고 있다는 신호

Reference ●●●　　　"암에 걸리지 않고 장수하는 30가지 습관"
곤도 마코토 지음, 더난 출판 刊 pp.77-125

02 암 예방·치유를 위한 생활요법

1. **5대 유해식품 추방**
   - 설탕, 밀가루, 가공된 기름, 과량의 동물성 단백질, 탄산음료
2. **항산화식품 섭취로 알칼리성 체액 유지**
   - 유기농으로 재배된 신선한 채소, 과일 섭취
3. **독성 물질 피하기**
   - 중금속, MSG(조미료), 농약, 오염물질, 전자기파 등
4. **양질의 식물성 기름 섭취**
   - 생선 기름, 아마인유, 올리브유, 코코넛 오일 섭취
5. **좋은 생활습관**
   - 규칙적인 운동, 수면, 사우나(더운 물 목욕)
6. **긍정적인 생각**
   - "병이 이미 나았다"와 같은 긍정적인 생각을 하고, 현재에 감사

03 암 유발 인자(因子)

1. **노화(老化)** : 65세 이상 된 사람에게서 많이 발생. 그러나, 일반적으로 진행은 느림
2. **흡연, 알코올, 바이러스나 특정 세균**
 - 담배는 확실한 암 발생 요인(1,2차)
 - 폐, 인후, 인두, 구강, 식도, 방광, 신장, 위, 췌장 및 자궁경부암
3. **이온화 방사선** : 방사선 낙진은 백혈병, 갑상선암, 유방암, 폐암 및 위암 유발
4. **의료시설에서 나오는 방사능** : 병원에서 많이 쓰이는 X-선 검사는 약한 방사선이나, 아주 안전한 것도 아니다.
5. **화학물질** : 특정 작업에 종사하는 사람들 위험, 집안에 널려있는 각종 페인트와 특정 화학물질
6. **특정 호르몬** : 갱년기 증상 완화에 사용하는 에스트로겐이나 프로게스테론이 유방암 발생과 연관
7. **가족력** : 비슷한 환경 요인으로 인한 세포의 돌연변이 가능성
8. **운동부족, 건강하지 않은 식생활, 과체중(過體重)** : 좋지 않은 식생활 습관, 운동 부족, 과체중인 사람은 특정한 암에 더 잘 걸린다.

Reference ㈜홈쇼핑코리아, 2019년 제3호 p.137

뇌 건강·노화

1) 치매

01 치매 예방법

"진인사대천명"

※ 삼성병원 나덕렬교수 추천

1. 진땀나게 운동하고
   - 매일 운동하면 확률이 80%↓
2. 인정 사정없이 담배 끊고
   - 흡연 시작해 25~30년 지나면, 위험 250%↑
3. 사회 활동과 긍정적인 사고를 많이 하고
   - 혼자서 외롭게 지내는 사람의 확률 150%↑
4. 대뇌 활동을 적극적으로 하고
   - TV 시청 등 수동적 정신활동 → 인지장애 확률 10%↑
5. 천박하게 술 마시지 말고
   - 과음과 폭음 → 인지장애 확률 170%↑

6. 명을 연장하는 식사를 하라
   - 비만인 사람이 3년후 치매 걸릴 확률 → 180%↑

Reference ●●

"닥터, 디톡스" 이영근·최준영 pp.204-208

02 치매를 멀리하는 32가지 습관

1. 치아가 손상되면 바로 고쳐라.
2. 식탁에 멸치 그릇을 놓고 수시로 먹어라.
3. 짜증은 체질을 산성으로 만들어, 몸을 종합병원으로 만든다.
4. 음식을 꼭꼭 씹어 먹어라.
5. 머리는 차게, 발은 따뜻하게 하면 의사가 필요 없다.
6. 억지로 참다 보면, 뇌세포에 손상이 온다.
7. 정수리를 10분 씩 두드려라.
8. 책이나 글을 (소리내어) 많이 읽고, 써라.
9. 이름, 전화번호, 지명을 열심히 외워라.
10. 적극적으로 취미생활을 하라.
11. 만병의 원인 스트레스를 빨리 풀어라.
12. 108배의 효능이 두뇌에 까지 영향을 끼친다.
13. 대화 상대를 만들어라. (외로움은 가장 큰 형벌)
14. 노래와 춤, 악기 연주는 치매예방에 최고다.

15. 퍼즐 게임, 끝말 잇기 등을 즐겨라.
16. 낙천적인 성격을 갖도록 노력하라.
17. 1주일에 150분 운동 또는 많이 움직여라.
18. 삶의 윤활유인 호기심을 가져라.
19. 감사, 봉사와 베푸는 마음을 가져라.
20. 밥을 잘 먹고, 숙면(熟眠)을 취하라.
21. 박장대소, 포복절도의 달인이 되라.
22. 아침마다 맨손체조를 하라.
23. 고민, 갈등의 노예가 되지 말라.
24. 호두를 주머니에 넣고 다니며 굴리기를 하라.
25. 박수를 열심히 쳐라.
26. 머리와 손을 많이 쓰는 뜨개질, 그림그리기, 음악 지휘 등을 하라.
27. 손을 뜨거울 때까지 비비고, 그 손으로 온 몸을 마찰하라.
28. 화 내면, 수 십만 개의 뇌 세포가 파괴된다.
29. 남을 미워하지 말라.
30. 과거에 집착하지 말고, 미래를 설계하라.
31. 현미·과일·채소를 3회 섭취하고, 좋은 물을 많이 마셔라.
32. 술, 담배와 결별하고, 신앙을 가져라.

Reference

"닥터, 디톡스" 이영근·최준영 pp.204-208

03 뇌 노화(老化) 체크 포인트

해당하는 항목이 많을수록 위험

- ☑ 안절부절 하는 경우가 많다.
- ☑ 일방적으로 화내는 경우가 많다.
- ☑ 남의 험담을 자주 한다.
- ☑ 자기 부정을 하는 경향이 있다.
- ☑ '요즘 사람들은……' 이라는 말을 자주 하며 젊은이들을 내친다.
- ☑ 집과 회사를 왕복하는 단순반복적인 일상을 보내고 있다.
- ☑ 부인이나 남편이 시키는 대로 하고 있다.
- ☑ 어제 뭘 먹었는지 잘 기억해내지 못한다.

극복을 위한 방법

- ☑ '화 내지 않는 날'을 정하고 꼭 지킨다.
- ☑ 희로애락(喜怒哀樂) 각각의 표정을 지어 본다.
 - 상대와 반대의 표정을 표현하는 것도 매우 효과적
   (例示) 상대가 울상을 지으면, 나는 웃는 표정을 짓는다.

- 상대가 마땅히 없다면 거울을 보면서 하루에 3번 다양한 표정을 짓는다.
☑ 젊은 세대의 이야기를 가만히 들어본다.
- 자신이 모든 것을 안다고 생각하는 순간 뇌의 발전은 정지

Reference ●●
"늙지 않는 뇌 사용설명서" 다토 도시노리 지음, 이세 刊 pp.93-95

04 치매를 예방하는 20가지 행동

1. 고혈압과 당뇨병 등 생활습관병에 주의
2. 밤 11시 前에 취침
3. 하루 생활시간의 싸이클 유지
4. 매일의 스케줄에 따라 생활
5. 식사는 필요 칼로리의 80%만 섭취
6. 매일 체중계에 올라가 체크, 건강에 대한 의식 고양
7. 비타민 C 와 E를 섭취
8. 술은 적당히 기분 좋은 정도만 마신다.
9. 꽁치, 정어리, 고등어 같은 등푸른생선 섭취
10. 지나친 다이어트는 영양 부족을 일으킬 수 있으니 주의

11. 양치질시 양쪽 손을 모두 사용
12. 배우자, 주변 사람의 교류 활성화
13. 다리, 허리, 손가락을 쓰는 집안 일
14. 하반신 근육을 유지하는 운동
15. 100세까지 산다는 것을 전제로 목표 수립
16. 업무이외, 스포츠, 취미활동을 즐긴다.
17. 실제 연령보다 20년쯤 젊다고 생각하고 생활
18. 자신에게 맞는 독자적 건강법 정립
19. 자신이 한 일을 정리하는 일기 쓰기
20. 아침 해를 바라보며 자연의 섭리 깨닫기

Reference ●●

"늙지 않는 뇌 사용설명서" 다토 도시노리 지음, 이세 퀸 pp.164-165

2) 불면증 · 우울증

01 불면증 극복을 위한 생활습관

> "불면증은 고혈압, 당뇨, 우울증, 암 유발 및 노화 촉진"

1. 잠은 규칙적으로
2. 잠자기 전 수면제, 술, 담배, 카페인 NO
3. 낮에 햇볕받으며, 30분 이상 걷기
  - 낮에 만들어진 세로토닌이 밤에 멜라토닌으로 변해 깊은 잠 유도
4. 잠들기 전, 손발을 따뜻하게
5. 명상, 잠자기 前 가벼운 목욕이나 족욕
  - 긴장 완화로 숙면에 도움
6. 잠들기 2시간 이전에 물 마시고, 이후에는 물 안 마시기
  - 요의(尿意) 방지 및 수면을 방해하는 탈수 예방
7. 잠들기 3시간 전 금식(禁食)
  - 음식 소화에 3시간 정도 소요
8. 오른쪽 옆으로 돌아누워 자기

02 열대야(熱帶夜) 속 숙면 요령

> 기온이 25도 이상 높으면 체온이 떨어지지 않고, 더위가 각성(覺醒)상태를 유발해 멜라토닌 분비를 줄이기 때문에 열대야 불면증에 시달린다.

1. **초저녁에 가벼운 운동이나 산책**
   - 자기 전 심한 운동은 금기(禁忌)
2. **미지근한 물로 샤워하여 체온을 서서히 떨어뜨림**
3. **저녁에 단 음식과 탄수화물 과다 섭취 자제(自制)**
   - 비타민, 미네랄, 트립토판 함유한 견과류, 바나나, 상추 등 야채 좋음
   - 인슐린 분비를 촉진 하는 식품은 숙면 방해
4. **과식(過食), 허기(虛飢), 둘 다 숙면 방해**
5. **술과 카페인은 숙면 방해**
   - 술은 잠에 도움이 되는 것 같이 보이지만, 이뇨작용 등 문제로 숙면을 방해
   - 커피 대신 메밀차, 오미자차, 칡차
6. **땀 흡수 잘 되는 면류(綿類) 이부자리 마련**
7. **TV 음악 끄고 침실 어둡게 한 후, 잠 청해야**
8. **에어컨 켠다면, 서늘해서 깨지 않게 시간 설정**

03 코로나 우울증 극복

> 코로나 감염사태에 따른 사회적 거리두기가 1년 넘게 장기화되면서 고립감을 많이 느끼는 바,
> 하버드 의대에서 제시한 긍정심리학을 소개한다.

1. **매일 보는 10명에게 미소 짓기**
   - 웃는 얼굴을 뇌가 긍정심리로 인식. 미소도 하품처럼 전파됨
2. **당신의 장점을 새로운 방식으로 활용**
   - 호기심 많으면 모르던 분야 공부, 창의적이면 집안 물건을 다른 용도에
3. **감사한 마음을 표현하라**
   - 타인과 맺은 관계를 감사 표시와 즐거움으로 묶어야 행복
4. **너무 많은 선택에는 노(No) 하라**
   - 선택할 갯수와 고민할 시간을 정해놓고 결정, 작은 것부터 빨리 정리
5. **도전과 편안함, 접점을 유지하라**
   - 새로운 시도와 일상 여가를 교대로. 정치 토론했으면 잡담(雜談)

6. 자신의 부고(訃告)를 써보자
- 내일 죽으면 어떻게 기억될지 정리. 새로운 목표와 다짐이 생긴다.

7. 친절한 행동을 몇 번 했는지 세라
- 크든 작든 친절했던 행동 횟수가 늘수록 만족도 증가

8. 행복과 불행은 동시에 교차한다
- 삶에서 중요한 것을 잃었을 때, 새로운 경험과 교훈을 떠올려라.

Reference

월간 "공무원연금" 2020년 9월호, 건강백과 노쇠를 막아라!
노진섭 시사저널 의학전문기자

3) 노화

01 최선의 나이 듦을 위한 웰니스(wellness) 방법

- **면역력의 진실**
  - 노년층이 고위험군인 이유는 면역체계가 제 기능을 못하기 때문
- **면역과 장수를 위한 식품 또는 영양제**
  - 면역력 강화에 도움이 되는 비타민 D

- 염증과 싸워 통증과 피로를 줄이는 강황의 뿌리(커큐민)
  - 포도, 베리, 양파, 브로콜리에 함유된 케르세틴
  - 불가피하게 고지혈증약 복용하고 있으면, 세포, 조직, 기관의 에너지 생성에 도움을 주는 코큐텐(CoQ$_{10}$)
- **약을 자주는 먹지 마라**
  - 대부분의 약[해열제, 지사(止瀉)제, 혈압약 등]은 신체의 특정한 기능을 억제하는 방식으로 작용하기 때문에 근본적인 원인 치유와 멀다.
  - 되도록 식단 조절, 운동, 숙면, 스트레스 감소로 몸을 먼저 다스리라.
- **장수를 위한 혈액 검사**
  - 호르몬, 비타민, 염증 표지, 오메가3와 오메가6의 비율, 호모시스테인, 공복 인슐린 등
- **알츠하이머 발병 위험 낮추기**
  - 질 좋은 수면, 스트레스 감소, 설탕 끊기, 사교활동, 명상, 규칙적인 운동, 열정/호기심, 평생학습, 마그네슘·커큐민 섭취

Reference ●●●　　　"50이후, 건강을 결정하는 7가지 습관"
프랭크 리프먼 지음, 더 퀘스트 刊 pp.204-247

02 노화속도 늦추는 식사법

노릇노릇하게 구워지면 마이야르 반응에 의해 AGE (최종당화산물)가 만들어지므로, AGE를 만들지 않는 식사가 중요함.

1. **식품을 고온에서 가열한 것을 먹지 않는다.**
   - 튀김, 돈가스, 크로켓 등의 노르스름한 튀김과 생선, 스테이크 등의 그을린 부분
   - 햄버거나 감자튀김 같은 fast food, 전자레인지에서 구운 식품
2. **성분표시에서 액상과당을 확인하라.**
   - 액상과당은 포도당보다 몇 배 더 빠른 속도로 단백질과 결합(AGE化) 한다.
3. **탄수화물을 중복해서 먹는 것을 피한다.**
   - 급격하게 혈당치가 올라가는 '혈당 스파이크' 발생하여 혈관 손상
4. **항당화(抗糖化) 물질이 든 식품 섭취하여 AGE 형성 억제**
   - 시금치, 당근 등 녹황색 채소에 많이 들어있는 알파리포산 섭취 및 브로콜리 등의 새 순에 들어 있는 설포라판 섭취

5. 염증과 노화를 막는 조리법
- 기름을 사용해서 고온으로 조리하지 말고, 가능한 날 것으로 먹고, 가열할 필요가 있을 때는 찌거나, 삶는다.

> Reference ●●●
> "몸은 얼굴부터 늙는다." KRD Nihombashi 메디컬팀 지음, 갈매나무 刊

03 80세 이상 노인에 적합한 건강관리법

1. 장기(臟器)별 진료의 문제점 ⇨ 통합관리가 필요

예시

☐ **동맥경화 예방을 위해서 콜레스테롤 약 복용토록 할 경우,**
➡ 콜레스테롤 수치를 떨어뜨리면, 면역기능이 저하되고, 암의 진행이 빨라지거나 감염증에 노출 우려
➡ 결국 혈관계 질환 사망자는 감소하지만, 암이나 폐렴 사망자 증가 초래

※ **실제로 '콜레스테롤 수치가 약간 높은 사람이 오래 산다.'는 조사 결과는 많아도 그 반대는 거의 없다.**

2. 암이 발견되어도, 치료를 받지 않고 지켜본다.
➡ 통증이 너무 심하거나, 문제가 심각할 때만 제거한다.
➡ 나이가 들면 암의 진행이 느려진다.
➡ 85세 이상 노인의 유해를 부검해 보면 거의 모든 사람들에게서 암이 발견되지만, 모르는 상태에서 사망한 분이 많다.
➡ 하나를 제거해도 금방 또 다른 암이 발견될 가능성이 높다.
➡ 3대 요법은 몸에 심각한 부담을 줄 수밖에 없어, 생활의 질(質) 저하 우려

3. 의사에게 의존하지 마라.
➡ 코로나19의 영향으로 병원을 찾는 사람이 큰 폭으로 줄었는데, 사망자 수는 감소(2020년, 일본)
➡ 홋카이도 유바리 시(고령화율 1위)의 사례(2007년)
- 재정 파탄으로 유일한 시립종합병원이 폐쇄되고, 진료소로 대체하여 병상 수 축소(171→ 19개)되고, 전문의가 없어졌는데. 중병자 증가가 없었고, 사망률도 악화하지 않았음.

4. 건강검진은 하지 않아도 된다.
➡ 수치를 '정상 기준치'에 맞추려고 약을 복용하다가

건강을 해치는 사람이 있는가 하면, 잔존능력을 잃거나 수명을 단축하는 사람까지도 있다.

5. '투병(鬪病)'이 아니라, '병과 함께' 간다.

→ 암에 맞서 '싸워 줄 의사(수술, 항암제 신봉)'가 아니라, '암의 고통을 덜기 위해 함께 고민해 줄 의사'를 찾는다.

→ 의사의 약 처방을 거절하다가 '의료난민(?)'이 되지 말고, 자기 신조를 이해할 수 있는 주치의를 평소에 골라야 한다.

Reference ●●●

"80세의 벽" 와다 히데키 지음, 한스미디어 刊 pp.25-37

04 노쇠(老衰)예방 7대 수칙

○ 노쇠 증상 : 의도하지 않은 체중 감소, 근력(筋力) 약화, 정서적 고갈, 보행속도 저하, 신체활동 빈도 저하
노쇠예방 7대 수칙(아주대 이윤환교수)

1. 건강하게 마음 다스리기
- 긍정적 정서는 8%↓, 우울이나 외로움은 2배↑

2. 강한 치아 만들기
- 결손 치아 1개(5%↑), 씹는 힘이 약해지면 2.8배↑

3. 가려먹지 말고, 충분히 식사하기
- 특히, 단백질과 비타민 섭취를 위해 살코기, 생선, 과일, 채소 섭취
- 저체중 : 1.7배↑, 고도비만 : 4배↑

4. 담배 멀리하기

5. 만성질환 관리하기
- 고혈압, 당뇨병, 대사증후군 등 6개 이상의 약물 복용 : 5.6배↑
- 시력손상 : 2.1배↑, 청력 손상 : 1.4배↑

6. 사람과 자주 어울리기
- 사회적 관계, 역할 감소 : 3.9배↑

7. 성실하게 운동하기
- 150분/1주일
- 걷기, 춤, 수영, 에어로빅, 자전거타기, 정원 작업, 체중 운동(push up, sit-up)

Reference ●●●

월간 "공무원연금" 2020년 9월호, 건강백과 노쇠를 막아라!
노진섭 시사저널 의학전문기자

05 뇌의 젊음을 유지하는 8가지 습관

행동비결 4가지

1. 매일 공부하고 요리한다.
   - 스스로 생각하고, 요리해보는 것은 뇌에 큰 자극
2. 자신의 체험을 편지나 원고로 기록한다.
   - 매일 기록하면 기억력이 단련된다.
3. 연구회에 참가한다.
   - 각자가 흥미를 가진 테마를 조사하고, 다른 사람의 의견을 듣는 것은 잘 쓰지않는 뇌 번지(番地)를 사용하게 만든다.
4. 자기 집 정원에서 식물을 재배한다.
   - 꽃과 식물을 가꾸면 4계절의 변화를 느낄 수 있고, 오감이 자극된다.

마음가짐 비결 4가지

1. 항상 "왜?" 라는 의문을 갖는다.
   - 새로운 지식을 얻는 즐거움 만끽
2. 솔직한 태도로 보고 듣는다.
   - 선입견을 죽이면, 뇌가 항상 자극을 받는다.

3. 감사하는 마음을 잊지 않는다.
   - 화나는 일이 생기면, 반대로 감사할 일을 찾아 화를 진정시킴
4. 선입관 없이 사람을 대한다.
   - "나는 이런 입장이니까" 라고 스스로 굴레를 씌워 버리면 뇌는 성장을 멈춘다.

Reference

"늙지 않는 뇌 사용설명서" 가토 도시노리 지음, 이새 刊

06 뇌의 노화 현상과 대처법

노화현상

- 어휘(語彙) 사용 등 언어 능력 저하 시작
- 최근의 단기(短期) 기억력부터 떨어지기 시작
- 하루 두 잔 이상 음주는 뇌 기능감소 촉진
- 흡연, 고혈압, 고지혈증, 고혈당 있으면 뇌혈류량이 20% 정도 감소
- 한 가지 생각에 집착하는 경향
- 외로움에 대한 민감도 상승

대처법

- 눈·코·입이 즐거우면 뇌에도 좋다.
- 많이 듣고, 보고, 생각하기
- 보청기, 백내장 수술 등 청력(聽力)과 시력(視力)의 적절한 관리
- 외국어 같은 새로운 학습을 계속 시도
- 맛을 음미하며 오래 씹는 식사로 뇌를 자극
- 땀나는 운동을 정기적으로 하여 뇌혈류 증가
- 여러 사람들과 지속적으로 교류
- 다양한 책 읽기와 예술적 경험
- 카드놀이, 낱말 맞추기 등 머리 쓰기 게임

Reference

"튼튼장수프로젝트-3" 조선일보, 2021.05.19

07 남성 갱년기(更年期) 대처법

현 상

- 남성 호르몬 분비가 1/2 정도로 줄어들면서 정신적, 육체적

변화를 겪는데, 여성과 달리 서서히 진행되어 잘 인지하지 못 함.
- 성욕(性慾), 발기력 줄고 활력 감소
- 키가 다소 감소. 삶에 대한 즐거움 감소
- 슬프거나, 불만, 짜증이 많이 난다.
- 저녁 먹고 금방 졸려

대처법

- 생활습관 교정이 필수
  - 체중 줄이고, 땀이 날 정도의 유산소 운동을 하면 남성호르몬 분비 증가
- 고기와 같은 동물성과 콩·두부와 같은 식물성 단백질을 4대 6 비율로 섭취
- 1년 이내의 제한된 기간의 남성호르몬 보충 요법 검토
  - 호르몬을 외부에서 공급하면, 인체 내에서 만들지 않을 우려가 있으므로, 증상이 심각할 경우에 제한적으로 사용 검토
  - 이후에는, 반드시 효과와 부작용을 평가해야

Reference
"튼튼장수프로젝트-14" 조선일보, 2021.08.05

뇌졸중·심혈관 질환

01 사망원인 1위, 뇌졸중 예방 수칙

1. 과체중을 주의 - 비만인은 2~3배 위험
2. 과로와 추위를 피한다 - 수면과 보온(保溫)이 중요
3. 음식은 싱겁고 담백하게
4. 술은 최대 2잔 까지만
5. 혈압과 콜레스테롤 수치 변화를 주시하라
6. 운동은 규칙적으로
   - 주 3회, 1회 30분의 유산소운동(걷기, 스트레칭, 수영 등)
7. 스트레스는 그때그때 풀라
8. 고혈압, 당뇨, 고지혈증, 혈관 기형(奇形) 등 만성질환 우선 치유
9. 담배를 끊자
   - 흡연자는 혈전(血栓) 형성 및 혈관 경화(硬化)로 2~3배 위험
10. 한 번 발병했던 환자는 재발방지가 중요
    - 5년 내에 25% 재발
11. 어깨 으쓱, 도리 도리 운동, 코 밑 인중혈 주기적으로 눌러주기

Reference ●●● "닥터, 디톡스" 이영근·최준영 pp.204-208

02 고혈압을 완화시키는 생활습관

1. **탄수화물 줄이고, 소식(小食)하기**
2. **육류를 적당히 먹고, 야채, 버섯, 해조류 먹기**
3. **숨이 차는 운동하기**
   - 심하지 않은 운동을 하여, 혈관 평활근의 탄력 증진
4. **잠을 충분히 자고, 숙면을 취할 것** - 7시간 이상의 수면
5. **당독소(AGE) 줄이기** - 노릇노릇하게 구운 식품 자제
6. **과일은 식전 30분이나, 식후 2시간 이후에 먹기**
   - 식후에 먹으면 혈당 상승하여 혈액이 탁해짐
     (그러나, 주스 형태로 먹으면, 식이섬유가 적어 문제)
7. **양파차 끓여서 수시로 마시기**
   - 퀘르세틴이 풍부하여, 고지혈증에 탁월한 효과
8. **물을 자주 마시기**
   - 노화도는 세포의 수분 함유량에 비례
   - 소금도 적절량 섭취하여야
9. **다이어트**
   - 살이 찔수록 심장에 무리가 가므로, 살만 빼도 효과
10. **술과 담배 끊기**

Reference ●●

호기심 약사 (밴드)

03 남편을 빨리 죽게 하는 10가지 방법

※ 미국 잡지에 소개된 방법을 소개합니다.
거꾸로 실행하여, 건강 장수하세요.

1. 남편이 뚱뚱해도 개의치 말자.
2. 매일 밤 술 취해 들어와도 모른 체 하자.
3. 항상 가만히 앉아있게 하자.
4. 기름이 지글지글한 삼겹살을 식탁에 올리자.
5. 짜고 매운 음식에 길들이자.
6. 커피 타 달라고 하면, 설탕, 프림 듬뿍 넣자.
7. 줄담배를 피워도 내버려 두자.
8. 밤새워 컴퓨터 게임을 해도 자라고 조르지 말자.
9. 옆집 남자 자랑하자.
10. 쉬지 말고 바가지를 긁자.

Reference ●●●
헬스조선 2011년 10월호 별책 부록 - [시판 일반약 가이드북] pp.21-25

04 심장건강법

- **호두, 들기름 섭취** : 오메가-3 지방산이 풍부한 호두를 하루 반 컵을 먹으면 혈관 기능 향상(예일대)
- **맥박수 측정** : 아침에 맥박 측정 우선. 건강한 사람은 맥박수가 분당 70~80회. 일주일이나 그 이상의 기간 동안 점점 높아진다면 진단을 받는 것을 권장
- **오염된 공기 회피** : 오염된 공기를 마시면 경동맥(목동맥)의 벽이 두꺼워져 심장마비 위험 증가
- 악력(握力) **훈련** : 양손으로 2분씩 4번 정도 악력 운동하여 혈관 기능 향상
- **달걀 섭취** : 달걀노른자에 들어있는 비타민 E와 B_{12}, 엽산 덕분에 심장동맥이 맑아지나, 4개 이상은 자제 필요
- **심호흡** : 일 중간에 30초 동안 6번 심호흡을 하면, 수축기 혈압 4mmHg 정도 하락
- **트랜스지방(슈크림, 튀김, 생일케이크, 팝콘, 비스킷 등) 금지** : 1%만 줄여도 나쁜 콜레스테롤 수치가 크게 감소
- **칼륨 섭취** : 바나나, 고구마, 채소, 황다랑어 등 하루 1,000mg 섭취
- **아침 식사 하기** : 혈당의 급격한 변화 및 중성지방 증가 방지
- **긍정적 mind** : 스트레스와 염증 감소

소화기·내분비계

1) 당뇨

01 당뇨병 방지를 위해 피해야 할 식품

1. **시리얼** - 의외로 탄수화물 많이 함유, 단백질 과소
2. **말린 과일** - 생과일보다 탄수화물 함량 증가
   (포도 : 27g vs 건포도 : 115g / 한 컵)
3. **당분이 첨가된 음료** - 과당 함유로 인슐린 저항성 유발
4. **가공된 트랜스 지방을 포함한 식품**
   - 염증 증가, 인슐린 저항성 증가, 복부 지방의 원인
   - 좋은 콜레스테롤(HDL) 낮춤
   - 마가린, 땅콩버터, 감자튀김, 과자, 케이크 등 가공식품에 많이 함유
5. **시판(市販) 과일 쥬스**
6. **커피 음료**
   - 믹스 커피에 과도한 당분 함유되어, 인슐린을 생성하는 췌장에 악영향

7. 밀가루 음식
 - 빠르게 소화되고, 빨리 당(糖)으로 전환
 - 소화되고 남은 당분이 지방으로 전환되어, 복부 비만 초래

Reference ●● 　　　　　　　　　　　　　　　콩TV (밴드)

02 약 먹지않고 혈당(血糖) 낮추는 방법

혈당 수치가 과도하게 높지 않을 때는, 올바른 생활습관과 꾸준한 운동이 당뇨병을 치유하는 근본적인 방법

1. **충분한 질(質) 좋은 수면**
 - 인슐린이 제 기능을 하도록 도움
 - 높은 혈당과 수면 부족은 서로 악영향
 - 카페인 섭취 줄이고, 쾌적한 수면 환경 갖추기
 - 수면무호흡증 등 수면질환 치유
2. **탄수화물 섭취 줄이기**
 - 탄수화물을 줄이고, 채소, 견과류, 지방이 없는 육류 섭취
 - 탄수화물을 피하지 못하면, 매 끼니 마다 나누어 조금씩 섭취
3. **레드 와인 1잔**
 - 항산화물질 레스베라트롤의 작용으로 혈당 조절에 도움

4. 꾸준한 운동
- 하루 20~30분 정도의 걷기 운동 또는 자전거 타기 등
- 규칙적인 근육 운동으로 근육량 늘리기

Reference ●●●   콩TV (밴드)

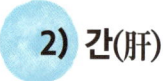

2) 간(肝)

01 간에 좋은 식품

1. **구기자** : 지방간을 예방하고, 염증을 가라앉히며 간의 해독작용을 높여줌
2. **마늘** : 간암과 대장암의 발병을 억제하고, 해독작용이 뛰어남. 생마늘이 좋지만, 먹기 어려우므로 구워 먹거나 장아찌를 만들어 먹는다.
3. **부추** : 간을 깨끗하게 해주고, 콜레스테롤을 배출하여 간에 지방이 쌓이는 것을 막아 줌.
4. **비트** : 황달과 숙취해소에 좋고, 간암 예방에 효과가 탁월. 간에 지방이 축적되는 것을 억제하고, 손상된 간을 회복시키는 효과

5. **표고버섯** : 과음(過飮)으로 지친 간에 활력을 준다. 물에 끓여 먹으면 단단하게 뭉친 간을 풀어주고, 중금속과 유해물질의 배출에 좋음.
6. **울금(강황)** : 강력한 항산화작용으로 간을 해독시킴. 혈관 건강과 치매예방에도 좋음.
7. **팥** : 부기(浮氣)를 빼고 노폐물을 배출. 신진대사를 활발하게 하고, 간의 피로회복에 좋음.

02 간의 노화 현상과 대처법

노화현상

- 필수영양분 조절, 독성물질 해독(解毒), 호르몬 조절, 살균작용 기능 약화
- 나이가 들면, 간이 어두운 갈색으로 변하고, 크기도 작아진다.
- 약물 처리 용량이 줄어들고, 약물용량 관련 부작용 가능성 증가
- 음주 등으로 손상된 간(肝) 회복이 오래 걸림

- 간에 염증이 생기면 상처가 나고, 반복되면 흉터 생기고, 모이면 딱딱해지는 간경변(肝硬變) 발생 → 간암 발생 위험 증가
- 뚱뚱해지면, 간도 늙는다.
- 체질량 지수가 10 증가 마다 간 나이가 3.3년 늙는다.

대처법

- 술 마시면, 이틀은 금주(禁酒)해야
- 적정 체중이 간(肝)에도 좋음
- 바이러스, 약물, 생활습관 등 간염 유발 요인 주의
- A, B형 간염은 백신을 맞아서 예방
- 혈액 검사로 C형 간염을 조기 발견, 치료하여야

Reference

"튼튼장수프로젝트-9" 조선일보, 2021.07.01

3) 위(胃)

01 위 건강을 해치는 식·생활습관 교정

- **빨리 먹기**
  - 대충 씹어 삼키지 말고, 식사시간 15~20분 유지해야
- **식사중 물 먹기**
  - 식사중 물 마시면 위산(胃酸)이 희석(稀釋)됨
  - 공복(空腹) 및 식간(食間)에 틈틈이 마시는 것이 좋음.
- **짜고 맵게 먹기**
  - 나트륨 섭취량은 국제 권장량의 2배, 짜고 매운 음식은 위(胃)에 고통을 줌. 조금 싱겁게 먹는 습관 필요
- **과식(過食)/야식(夜食)**
  - 과식과 야식은 위를 혹사시키는 나쁜 습관
  - 음식 소화가 된 상태에서 수면 취해야
- **흡연/음주**
  - 담배 연기의 유해성분이 폐뿐만 아니라, 위(胃)점막을 자극해 염증과 궤양 유발. 알코올은 위 점막을 자극하므로 절제 필요

- 스트레스
  - 신경성 위염 발생 위험
  - 자율신경에 영향을 미쳐, 위장 운동력 약화와 위산(胃酸) 분비 억제되므로, 명상, 호흡, 취미생활 등 mind control 필요

Reference

"Health on the Table" 조선일보, 2021.04.19

02 식도·위·십이지장의 노화 현상과 대처법

노화현상

- 식도-위 괄약근 수축력 감소 → 위산(胃酸) 역류(逆流) 증가 → 명치 부분이 답답하고, 신물이 올라오고, 신트림이 자주 나옴.
- 강한 산성의 위산에 견디는 점막이 얇아지고, 기능이 저하되어, 위염(胃炎) 증가. 특히, 아스피린이나 비스테로이드성 항염증제(NSAIDs) 약을 복용하면 더욱 빈발
- 위액 분비가 줄어 위축(萎縮)성 위염이 생기고, 소화기능 약해짐
- 쓸개즙, 췌장액 조절 기능 감소되어 지방질 소화가 잘 안 됨

대처법

- 너무 뜨겁고, 짜고, 매운 자극성 음식을 먹지 않는다.
- 음식을 입에서 충분히 씹고 삼키고, 식후에 바로 눕는 습관을 고쳐야 함.
- 위산억제제나 제산(除酸)제를 장기간 복용하면, 부작용 발생
- 양배추와 같은 위(胃)를 보호하는 식품 섭취
- 과식(過食)을 피하고 조금씩 나누어 먹는 것 권장

Reference ●●

"튼튼장수프로젝트-6" 조선일보, 2021.06.10

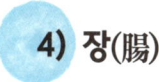

4) 장(腸)

01 대장·항문의 노화 현상와 대처법

노화현상

- 대변에 대한 수분 조절, 점액(粘液)분비 기능 감소 및 움직임 저하로 변비 증가

- 장 점막 얇아지고 장 근육도 약해져, 꽈리처럼 구멍나는 게실 발생
- 항문 괄약근이 약해져 변실금(便失禁) 증가

대처법

- 장(腸)이 늙는 것을 늦추는 가장 좋은 방법이 운동임.
- 규칙적인 유산소운동을 하면, 대장 움직임에 좋고, 장(腸) 혈관도 튼튼해진다.
- 하루 2리터의 수분을 섭취하면 대변도 촉촉해지고, 변비 방지 가능
- 항문 괄약근 힘주는 케겔(Kegel) 운동하면 변실금 예방
- 김치, 나물 등 식이섬유를 포함하는 식품 섭취로 유익균(有益菌) 배양
- 먹는 유산균은 적어도 3종류이상의 균주(菌株)가 있고, 100억 마리 이상 유산균이 들어있는 제품 선택

Reference

"튼튼장수프로젝트-8" 조선일보, 2021.06.24

02 췌장(膵臟)의 노화 현상과 대처법

노화현상

- 혈당을 낮추는 인슐린을 분비하는 췌장의 호르몬은 석유 매장량과 같이, 나이들면 고갈된다.
  - 뇌, 간, 심장, 근육 등 당분이 필요한 곳에 공급 못해 주거나, 혈당 상승 문제
- 혈당이 분해되지 않아 몸이 피곤, 저혈당(低血糖) 자주 발생
- 당분·지방·단백질을 분해하는 아밀라아제·리파아제·트립신 등 소화효소가 줄어, 잘 먹어도 영양 부실 생길수도

대처법

- 한번 떨어진 췌장 기능은 잘 복구되지 않으므로 늦게 까지 아껴 쓰는 게 답이다.
- 너무 자주, 과식(過食), 갑자기 먹는 나쁜 식사습관을 유지하면, 췌장이 쉬지 못하므로 개선해야 함
- 절주(節酒)와 적정 체중 유지, 적절한 운동이 췌장의 노화 방지법임
- 체중이 갑자기 빠지면, 췌장 검사 해 봐야
  - 필요하면, 부족한 췌장 소화 효소를 약물로 보충 받아야

Reference ●●● "튼튼장수프로젝트-11" 조선일보, 2021.07.15

5) 호흡기

01 폐에 좋은 식품

- **도라지** : 당분, 섬유질, 칼슘 성분이 풍부하고 사포닌(saponin)과 이눌린(inulin) 성분이 있어, 기관지의 점액 분비를 촉진하여 폐를 보호. 마른 기침을 멎게 하고, 가래를 없애 줌
- **생강** : 특유의 향기와 매운 맛을 내는 성분이 오한과 발열 증상을 잡아 준다. 니코틴을 해독시키고 가래를 제거해주며 폐세포의 재생을 촉진
- **다시마** : 피를 맑게 해주어 혈관 건강에 좋을뿐더러, 결핵으로 생긴 멍울을 제거하고 담을 풀어 줌
- **율무** : 폐 기능을 활성화해 주고, 니코틴을 해독시키며, 가래를 멈추게 함
- **파뿌리(총백탕)** : 파의 흰 부분에는 알리신(allicin) 성분이 풍부해서 감기로 인한 두통과 발한(發汗)에 탁월한 효과
- **복숭아** : 니코틴을 분해하고 독성물질을 제거. 폐세포를 활성화하고, 혈액순환과 피로회복에 좋음.
- **배즙** : 기관지염, 기침, 가래에 효과

Reference ●● "내 몸 성적표 제대로 알고 대처하기" 진성태, p.207

02 폐의 노화 현상과 대처법

노화현상
- 기관지는 누적된 염증 변화로 점점 좁아지고, 흉곽의 호흡근이 약해진다.
- 깊은 숨이 어려워지고, 폐의 산소 교환효율이 떨어져, 충분한 산소 공급 곤란
- 가래 배출이 잘 안 되어, 폐 안에 오염물질이 쌓인다.

대처법
- **무조건 금연(禁煙)**
- **미세 먼지, 공기오염을 막을 수 없으면 공기 청정기 사용**
- **손쉬운 '한숨 쉬기(6회/분)' 실천**
  - 숨을 3초간 최대로 깊게 들이쉬고, 1초 동안 멈춘 다음, 입술을 오므리면서 6초간 천천히 숨을 뱉는다. 이렇게 몇 set를 한다.
- **가래를 잘 뱉기 위한 기침 연습하여, 폐렴 예방**
  - 두 손을 깍지 끼고, 명치 부위를 위쪽으로 누르면서 기침

- **전신(全身) 유산소(有酸素)운동**
- 숨이 약간 찰 정도의 강도로 1주일에 3회 이상, 3개월 이상해야 효과
- **폐렴 예방 접종**

Reference

"튼튼장수프로젝트-5" 조선일보, 2021.06.03

03 면역력 강화법

전염병 창궐시, 위생관리 및 자기 면역력 강화가 가장 좋은 방법임.

- **위생 관리** : 마스크, 죽염 양치, 수시로 흐르는 물에 30초 이상 비누로 손씻기
- **바른 생활습관** : ① 7~9시간 良質의 수면(밤 11시-2시에는 취침 상태), ② 적당한 운동, ③ 규칙적인 식사 및 수시로 물 섭취(過食·夜食은 해로움)
- **식이요법**
- **전체(全體)식품** : 싹이 틀 수 있는 식물이나 가공되지 않은 식품 (현미·뼈째 먹는 생선·잔 새우·콩·깨 등)

- 녹황색 채소 : 섬유질, 비타민, 칼슘과 칼륨 등의 무기질 함유. 원활한 신진대사, 활성산소·유해물질 분해
- 독특한 맛과 향을 지닌 '기피식품' : 인체에서 배출하는 과정에서 몸을 활성화 (마늘, 식초, 매실장아찌, 생강, 고추 등)
- 발효식품 충분히 먹기 : 영양소와 효소 증대로 면역기능 향상 (김치, 청국장, 된장, 낫토 등)

근골격계·낙상사고

01 넘어지면 큰 일!

1. **건강한 노인도 엉덩이뼈 부러지면, 절반이 두 달 내 숨진다.**
- 낙상은 교통사고에 이어, 노인 사고 사망 원인 2위 (83만명/년)
- 날씨가 추운 11월~2월에 집중적으로 발생
2. **낙상의 위험도**
- 입원 시 일주일에 10%씩 근육 감소하여, 한달 입원시 50%로 감소

- 많이 다치는 부위는 무릎, 허리, 엉덩이(고관절)·어깨·발목·머리 순
- 사망으로 이어지느냐 여부는 걸을 수 있느냐 없느냐에 달렸다.

3. 낙상에 의한 사망은 남성이 더 많음.
- 여성의 골절률이 더 높지만, 골절 후 사망률은 남성이 여성의 두 배
- 남성 노인에게서 심장병·고지혈 증 등의 심혈관계 질환이 더 많은 것이 원인으로 추정

4. 생각을 바꾸어야
- 운이 나빠 넘어진 게 아니라, 예방하지 않아 넘어진 것으로 봐야
- 방, 화장실, 운동, 여행, 등산 등으로 낙상 당하는 일이 없도록 선제적으로 주의해야

02 햇빛 못 받으면 나타나는 병

햇볕을 피하는 사람이 늘어나고 있다. 햇볕은 하루에 15분~30분 산책을 하며 쬐는 것이 적절하다.
햇볕을 안 쬐면, 어떤 질병에 취약해질까?

---

1. **우울증** : '행복 호르몬'이라는 세로토닌은 음식에도 들어 있지만, 햇볕에 노출되면 많이 분비. 겨울이나 여름 장마철에 계절성 우울증을 겪는 사람은 대부분 햇볕을 쬐는 시간이 짧아지면서 발생
2. **골다공증·골감소증** : 자외선을 쬐면, 몸속에 합성되는 비타민D가 칼슘이 몸에 잘 흡수되게 돕는 역할을 함
3. **심장병** : 10년 후, 비교해보면, 권장량보다 비타민D 농도가 적은 남성은 많은 남성보다 심장병에 걸릴 위험이 2배 이상 증가(하버드대 연구)
4. **근시(近視)** : 실내활동이 점점 늘어나면서 수정체와 망막 사이 거리가 비정상적으로 길게 유지된 시간이 길어져서 근시가 더욱 심해짐. 야외 활동 시간이 3시간인 싱가포르 아이들은 야외 활동 시간 14시간인 시드니 아이들보다 약 9배나 근시가 많다.

03 뼈에 좋은 식품

1. 칼슘 섭취
- 치즈, 요거트, 두유, 아몬드 등 유제품과 순무, 케일, 브로콜리 등의 채소·정어리, 연어, 통곡물

2. 비타민D 섭취
- 연어, 참치, 고등어와 같은 생선 및 소 간(肝), 치즈, 계란 노른자
- 음식 섭취 외에 햇빛을 쬐는 것도 중요

3. 마그네슘 함량이 높은 식품
- 아몬드, 캐슈넛, 땅콩, 시금치, 콩류 및 통곡물(특히, 검은콩과 대두), 아보카도, 껍질 째 먹는 감자

4. 비타민B 함량이 높은 식품
- 특히, 비타민B_{12}는 골모(骨母)세포 형성에 중요. 간이나 콩팥과 같은 내장육, 소고기와 사슴고기와 같은 붉은 육류, 조개, 굴

5. 비타민C 가 많은 식품
- 딸기, 자몽, 귤, 오렌지, 토마토, 브로콜리, 시금치와 같이 비타민C 가 들어간 식품 섭취하면 콜라겐 합성이 증진되어 뼈의 무기질 농도를 높임

6. 비타민K 섭취를 위한 식품

- 시금치, 케일, 브로콜리, 순무, 대두와 견과류에 들어 있는 비타민K 가 골밀도를 높이고, 골절을 입을 확률을 낮춤

Reference

"내 몸 성적표 제대로 알고 대처하기" 진성태, p.237

04 척추(脊椎)의 노화 현상과 대처법

노화현상

- 음식 속 칼슘을 흡수하는 효율이 저하되고, 뼈에 칼슘을 전달하는 비타민 D 수치도 감소
- 특히, 여성은 폐경 후, 뼈를 보호하는 여성호르몬이 급격히 감소하여 골밀도 손실 발생
- 척추 앞쪽부터 골(骨) 손실(損失)로 척추가 앞으로 기울어짐
- 목이 압박되어, 삼키는 것이 어렵고, 사레 들리기 쉬워, 흡인성 폐렴 원인
- 인대 탄력 감소로 가만히 있어도 뻐근

대처법

- 허리를 펴는 올바른 자세 유지 노력
- 퇴행성 변화를 최대한 늦춰야
 - 기립근(起立筋)이나 장요근 등 척추 주변 근육 강화 운동 실시
- 인대와 근육을 펴는 스트레칭 실시
- 55세 정도에 척추 MRI(경추, 흉추, 요추) 검진

Reference ●●●

"튼튼장수프로젝트-10" 조선일보, 2021.07.08

05 노화에 따른 근감소증(筋減少症)과 대처법

현 상

- 65세 이상 20%, 80세 이상에서 50%가 근감소증 상태
 - 나이 들어 기운이 없는 것은 근육이 약해졌기 때문이며, 무기력해 질 수 있음.
- 근육 줄면 당뇨병, 고지혈증이 악화되고, 심·혈관 질환 발생위험이 3~5배 증가하며, 치매 위험도 높아짐
- 장기간 영양부족 상태가 되면, 근육에 저장되어 있던 글리코겐이 서서히 없어지면서, 근육 힘이 떨어진다.
- 영양 보충 없이 운동하면 되레 근육 손실

대처법

- 개선에 시간이 필요
- 고갈된 글리코겐을 채우고 근육에 힘이 나도록 하려면 6개월 이상 영양치료 해야
- 칼로리를 채워주고, 탄수화물 섭취한 후, 단백질 보충
- 성장기 아이가 먹는 분유 및 통밀, 고구마 등 당지수(糖指數)가 낮은 식품 섭취 권장
- 계단 걷기, 걷기 등 근력운동 생활화

Reference ●●●

"튼튼장수프로젝트-15" 조선일보, 2021.08.19

안과 · 이비인후과 · 피부

01 눈에 좋은/나쁜 식품

좋은 식품

1. **결명자**
   - 비타민A, C, 카로틴, 캠페롤 함유하여 오래 복용하면,

시력감퇴 막아주고, 눈이 어둡고 침침한 증상 없애줌.
혈압이 낮은 사람은 자제 필요

2. 당근
- 비타민 A풍부, 안구 표면의 점막을 건강하게 유지시키고, 야맹(夜盲)증 예방

3. 블루/아로니아 베리
- 비타민A, 항산화물질, 아미노산 풍부하여, 65세 이상 노인에게 나타나는 망막 쇠퇴병을 억제하고, 눈의 피로를 완화, 안구건조증, 야맹증 예방

4. 연어
- 오메가-3 지방산 풍부, 눈 질병을 예방하고 병의 진행속도 늦춤

해로운 식품

1. 화학보조제가 첨가된 음식
- 비타민과 미네랄 부존(不存)
- 술, 커피, 담배, 설탕, 정제된 밀가루 및 가공식품 등

2. 단 음식
- 정제(精製)설탕이 눈의 건강을 유지해 주는 칼슘 파괴
- 케이크, 아이스크림, 디저트, 콜라 등

Reference ●●●　　㈜홈쇼핑코리아, 2019년 제3호 p.137

02 눈의 노화 현상 및 대처법

노화현상

- 40대 중반부터 노안(老眼) 시작
- 수정체 혼탁해져 섬세한 색깔 구분 힘들어져
- 망막신경세포 감소로 거리 감각 줄어
- 눈부심에 민감
- 동공이 빛의 변화에 느리게 반응
- 파란색 바탕에 검은 글자 잘 못 봐
- 눈물의 기름 성분이 줄어, 안구 건조증 증가

대처법

- 정기적 안과(眼科) 검진, 인공눈물 활용
- 따뜻한 수건으로 눈물샘 마사지
- 안방, 거실, 부엌 등 실내조명을 균일하게 밝게 한다 (20대의 3배)
- 영화관처럼 어두운 곳에 들어갔을 때, 암적(暗寂)이 오래 가니 주의해야
- 스마트폰, TV 등 모든 것을 환한 곳에서 봐야

- 가까운 곳과 먼 곳을 번갈아 집중해서 보는 연습
- 루테인, 아스타크산틴 성분의 영양제 보충

Reference

"튼튼장수프로젝트-1" 조선일보, 2021.05.05

03 귀의 노화 현상와 대처법

노화현상

- 고음(高音) 영역부터 청력(聽力) 감소
- 청력이 떨어지면 외부 자극이 줄어, 뇌 기능 저하와 치매발생 위험 증가
- 모음(母音)보다 자음(子音) 못 알아들어
- 귀 안 보호막 약해져 외이도(外耳道)염 발생
- 전정 기능 감소로 어지럼증 증가하여 구역질이 나고 식욕 저하 발생

대처법

- 보청기를 안경처럼 적극적으로 활용
- 눈을 감고 주변의 다양한 크고 작은 소리를 주의 깊게

듣는 연습 권장
- 어르신에게 말할 때에는 큰 소리보다는 자음을 또박또박 발음해야 한다.
- 귀 후비지 말아야
- 귀지가 축적되어 소리가 작게 들리면, 이비인후과에 가서 청소
- 장시간 큰 소음에 노출되는 것을 피하고, 조용한 곳에서 말을 나누는 것이 좋다
- 벽에 손을 댄 채 눈 감고 걷는 훈련을 하여 전정기관 재활 시도
- 활동량이 줄면 더 어지럽기 때문에 적절히 신체를 움직여야

Reference

"튼튼장수프로젝트-1" 조선일보, 2021.05.05

04 목·성대(聲帶)의 노화 현상과 대처법

노화현상

- 목소리가 쉬고, 탁해지고, 음성은 갈수록 모노 톤(mono tone)화

- 윤활액이 줄어, 가래(노란색의 끈적끈적한) 늘고 진해지며, 목은 건조
- 삼킴(연하) 기능 약해져, 국물 먹을 때 사레 들리기 시작
- 사레 들리는 횟수가 증가하면서, 음식물이 폐로 들어가 폐렴 발생 우려

대처법

- "아" "에" "이" "오" "우" 소리를 최대한 크게 하고, 침 삼키기
- 유산소운동으로 폐활량 확보하는 것이 건강한 목소리 유지에 도움
- 혀를 접었다 펴고, 위로 올렸다가 아래로 내리고, 양 옆으로 빼는 혀 운동
- 식사 전에 심호흡을 하고, 뺨을 부풀리고 빨아들이는 연습으로 연하 기능 향상
- 고음, 저음 섞어가며 노래 부르기
- 실내 습도 60% 정도를 유지
- 물을 조금씩 자주 마시는 것이 좋음
- 레몬 물 만들어 구강 스프레이로 뿌려줘

Reference

"튼튼장수프로젝트-2" 조선일보, 2021.05.13

05 코와 구강(口腔)의 노화 현상과 대처법

노화현상

- 코 신경 말단이 퇴화하여 냄새 맡는 능력 감소
- 미뢰(味蕾)가 사라지고, 민감성 떨어져, 단맛, 짠맛부터 못 느껴
- 침 분비량 줄어 구강 건조, 구취(口臭) 증가
- 잇몸이 물러져, 치아 아래 노출 증가
- 치아의 사기질이 풍화로 마모
- 식사 시, 손수건이나 휴지가 필요할 때가 많아진다.
- 혀의 움직임 둔해져

대처법

- 일부러 덜 달고, 덜 짜게 먹어야
- 물을 자주 음용하고, 침 분비를 자극하는 레몬 물을 입에 뿌린다.
- 귀밑 침샘 부위 문질러 마사지. 껌을 씹는 것도 도움
- 부드러운 칫솔모로 마사지. 1년에 1~2회의 스케일링

- 위·아래 맞물리는 치아를 최대한 많이 보존해야 영양 섭취 및 뇌 자극에 유용
- 식사 후, 죽염을 잇몸 사이에 도포(塗布)하여 치주염 예방
- "간장 공장 공장장" 같은 혀놀림 놀이로 혀의 민첩성 유지

Reference

"튼튼장수프로젝트-4" 조선일보, 2021.05.27

06 피부(皮膚)의 노화 현상과 대처법

노화현상

- 피부가 얇아져 혈관이 선명하게 보이기 시작하고, 탄력도 잃는다.
- 건조해 지고, 피부를 살짝 긁어도 하얗게 피부가 일어난다.
- 피부 밑 혈관을 보호하는 기능이 떨어져, 노인은 멍이 잘 들고, 피부 밑 출혈이 생길 수도
- 피부 상처 회복 늦고, 물집이 잘 생기고, 감염에 취약하여 무좀이 많이 생김
 - 특히, 당뇨병 환자는 상처 나지 않게 조심해야

대처법

- 샤워 후, 30분 내에 보습제(補濕劑) 바르는 것이 좋다.
- 흡연, 음주, 과다한 커피를 피하고, 수분과 영양을 충분히 섭취해야
- 너무 장시간 햇빛 쬐는 것을 지양하고, 자외선 피해 줄이는 선크림 활용
 - 비타민 D가 부족해질 수 있으니, 팔다리는 하루 20분 정도 햇빛에 노출하는 것이 좋음.

Reference ●●●

"튼튼장수프로젝트-12" 조선일보, 2021.07.22

전립선·성기·비뇨기

01 전립선과 생활

1. **조기(早期) 치료**
 - 전립선 비대증을 조기에 치료하지 않고 방치하면 방광의 기능이 나빠지고, 신장 질환이 생길 수도 있으므로 조기 치료해야

2. 식이 요법
- 전립선 비대증 환자는 탄수화물, 섬유질, 야채, 과일, 생선 등의 섭취를 늘리고, 자극성이 강한 음식을 피하고, 육류 섭취량을 줄이는 것이 좋다.
- 토마토(특히, 방울토마토), 콩으로 만든 음식(된장, 두부, 청국장 등), 호박, 마늘, 산수유, 꽃송이 버섯 등을 섭취하면 전립선 비대증 예방에 좋다.

3. 생활습관
- 전립선 비대증 환자는 평소에 체중을 조절하고, 내장(內臟) 지방(脂肪)의 양을 줄이려고 노력해야 한다.
- **좌욕(坐浴)을 자주하고, 저녁 식사 후에는 가급적 수분 섭취를 줄여야 한다.**
- **피로, 과음(過飮), 오래 앉아 있는 습관, 소변을 참는 습관**은 전립성비대증을 악화시키므로 피해야 한다.

Reference ●●

"내 몸 성적표 제대로 알고 대처하기" 진성태, p.258

02 방광·요도(尿道)의 노화 현상와 대처법

노화현상

- 방광이 저장하는 소변 최대량 감소
- 요의(尿意)를 느낀 다음에 소변을 참는 능력이 떨어짐
  → 요실금이나 긴박뇨(緊迫尿) 증상 발생
- 방광이 의지와 다르게 수축, 과민 반응
- 방광에서 요도(尿道)로 가는 소변 속도 감소
- 소변 후, 잔뇨(殘尿)감 증가

대처법

- 낮에 수분을 충분히(1.5~2리터) 섭취하여 소변량 유지
  소변량을 줄이기 위해서 수분 섭취를 억제하면 신장의 정화기능이 나빠짐
- 방광을 자극하는 카페인, 알코올 섭취 조절
- 옥수수 수염차, 산수유, 율무, 강낭콩, 마, 죽염 등 방광에 좋은 식품 섭취
- 소변을 참았다가 보는 연습
- 항문과 회음부에 힘주는 케겔(Kegel) 운동으로 소변 조절능력 증대

Reference ●● "튼튼장수프로젝트-7" 조선일보, 2021.06.17.

03 과민성 방광, 요실금(尿失禁) 등 배뇨 장애 예방 수칙

1. **규칙적으로 운동하고, 적정 체중 유지**
  - 걷기는 하체 강화와 방광 건강에 도움
  - 과체중은 복압성(腹壓性) 요실금 유발
2. **카페인, 맵고 짠 음식, 음주, 흡연 삼가야**
  - 맵고 짠 음식은 방광 자극, 카페인은 이뇨(利尿) 촉진
3. **적절한 수분 및 섬유질 섭취로 변비 예방**
  - 배뇨 활동 돕고, 소변 묽게 해 방광 자극 감소
  - 변비는 잦은 소변 유발
4. **배뇨 일지 작성으로 배뇨 습관 체크**
  - 8회/일 미만이면 정상
  - 자다가 소변 때문에 2번 이상 깨면 문제
5. **방광 훈련 시행**
  - 소변을 참기 어렵거나, 화장실 자주 갈 경우
  - 일정한 시간이 경과하기 전까지 소변을 참는 훈련
6. **골반 근육 체조로 방광 및 골반 강화**
  - 골반 기저근을 조였다 풀기를 반복하는 '케겔 운동'이 효과적
7. **비뇨의학과 전문의와 조기 상담**
  - 방광기능 잃으면 되돌리기 어려우므로, 조기 발견·치료 필요

Reference ●●● "갑작스레 새는 실수 막는 7계명" 조선일보, 2023.11.02

건강관리 방법

100세 시대 건강상식

Chapter 3

- 걷기 운동의 10가지 효과
- 노년을 위한 건강습관 10가지
- 맨발 걷기가 왜 좋은가?

01 걷기 운동의 10가지 효과

일본에서 65세 이상의 노인의 하루 걷는 걸음수와 운동 효과를 측정한 결과,
- 4,000보 : 우울증 없어지고
- 5,000보 : 치매, 심장질환, 뇌졸중 예방
- 7,000보 : 골다공증, 암 예방
- 8,000보 이상 : 고혈압, 당뇨 등 대사증후군 예방

1. 심장마비 예방
2. 스트레스 해소 - 스트레스가 극에 달했을 때, 풀 방법이 없다면 …… 무조건 걷는다.
3. 치매 예방 - 하루 30분 이상 걸으면, 발병확률 40% 이상 저하
4. 녹내장 예방
5. 하체 근육 발달 - 균형감각발달로 넘어짐 방지, 고혈압 예방
6. 소화기관 개선
7. 뼈 건강 - 골밀도 높아짐
8. 폐 기능 개선
9. 다이어트
10. 당뇨 예방 : 근육과 지방 세포들의 인슐린 작용 활성화

Reference ●●

헬스조선 2011년 10월호 별책 부록 - [시판 일반약 가이드북] pp.21-25

02 노년을 위한 건강습관 10가지

1. **근육운동**
   - 아령 등을 이용한 근육 운동으로 낙상 위험 축소
2. **걷기 운동**
   - 주 3회, 1회 30분간 햇빛받으며 걷기
   - 한국인에게 가장 부족한 비타민 D 생성
3. **금연**
   - 치매나 만성질환 예방에 필수
   - 끊지 못하면, 물과 야채라도 보충
4. **색깔별 영양분 섭취**
   - 색깔에 따른 피토케미컬(주로 야채, 과일) 효과 기대
5. **비타민과 항산화제 섭취**
   - 음식으로 주로 섭취하되, 부족시 영양제로 보충
6. **체중 조절** - 저지방, 저탄수화물 식단
7. **적절한 수면** - 7~9시간, 23~02시 잠든 상태 유지
8. **꾸준한 두뇌 자극** - 외국어 공부, 두뇌를 자극하는 책
9. **음악 감상/악기연주/댄스** - 뇌신경에 신선한 자극
10. **신앙 생활** - 마음의 안정 도모

03 맨발 걷기가 왜 좋은가?

KBS-TV "생로병사의 비밀" 편에서 ′23.7.12에 방송된 후, 맨발걷기가 선풍적인 인기를 끌고 있다.
맨발걷기의 효능을 기술한다.

행태

- 산(山)길, 황톳길, 운동장, (바닷가) 백사장 등에서 신발을 신지 않고, 맨발로 걷는 것

인체에서 정전기(靜電氣)가 언제, 어떻게 생기나?

- 둘 이상의 절연체가 마찰할 때 발생
  - 혈액이 혈관 내(內)로 흐를 때
  - 림프액이 림프관으로 흐를 때
  - 호흡, 심장이 박동할 때, 음식이 소화관을 지나갈 때

정전기 발생으로 인한 문제점

● 적혈구가 세포에 산소와 영양분을 공급하고, 이산화탄소와 노폐물을 회수하는 역할을 하는데 문제 발생

문제 발생 기전

적혈구 표면전하에 이상(異狀) 발생
⇨ 음전하(陰電荷)와 양(陽)전하를 띠는 적혈구 공존(共存)
⇨ 혈액이 끈끈해 짐
⇨ 모세혈관을 통과하지 못하거나, 혈관을 막는 현상 발생
⇨ 수족냉증(手足冷症) 및 내장(內臟) 기능 저하
⇨ 각종 질병 발생

효과

1. 접지(接地)(Earthing)
 - 항산화 효과 : 양(陽) 전하를 띤 활성산소(活性酸素)를 중화(中和)
 - 암, 고혈압, 치매 등 예방·치유
   ※ 질병원인의 90%는 활성산소(두산 백과)

- **혈액 희석 효과**
- 제타포텐셜(서로 밀어내는 힘)이 평균 2.7배 증가 (20분 맨발걷기)
- 심혈관, 뇌혈관 질환 예방·치유
- **신경안정효과**
- 스트레스 호르몬(코르티솔) 분비 진정 ⇨ 불면증 치유
- **면역계의 정상 작동**
- 감기, 코로나, 자가면역질환 예방·치유

2. 지압(指壓) 효과
- 인체의 반사구인 발바닥 지압으로 **불면증, 감기, 변비, 무좀 등 예방·치유**

3. 아치, 펌핑 효과
- **맨 발의 압축·이완 작용으로 혈류 촉진**
- 족저근막염, 무릎, 고관절, 척추 등 근골격계 통증 완화·해소
- 부챗살처럼 퍼지는 발가락이 꺽쇠처럼 작동하여 **정자세 유지**

Reference ●●●

"모든 병은 몸속 정전기가 원인이다." 호리야스노리 저, 전나무숲 刊 pp.50-51

100세 시대 건강상식

초판 2쇄 2024년 8월 22일

지은이 | 류영창
펴낸이 | 박상운
펴낸곳 | ㈜건설교통저널
주 소 | 06775 서울특별시 서초구 논현로 87 (양재동) B동 602호
대표전화 | 02-3473-2842 **팩스** | 02-3473-7370
홈페이지 | www.ltm.or.kr

정 가 6,000원
ISBN 978-89-85149-94-5 (00510)